前言

「魔法探險隊」是由 2 位聽力師以林氏六音 (/m/、/u/、/i/、/a/、/sh/、/s/) 為基礎，共同發想的故事內容，可運用來觀察孩童日常聽力狀況的繪本。希望藉由此繪本協助家長及照顧者隨時掌握孩子的聽能變化，是一本實用的聽能管理工具。利用輕鬆說故事方式，搭配簡單遊戲，引導孩子互動仿說，讓孩子感到有趣並參與配合，家長能從中適時觀察孩子聽能發展歷程的變化並即時記錄，明確了解孩子的聽能表現。

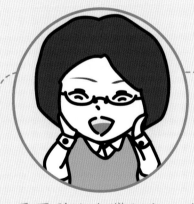

繪者小檔案
小草，出生於新北市，小時候反覆中耳炎併發聽損，小學三年級開始配戴助聽器，但聽力逐漸惡化，於高二完全喪失聽力。1996 年人工電子耳引進台灣初期，決定植入人工電子耳，透過日常不斷聽與說，慢慢重拾聽覺生活。2018 年植入對側電子耳，雙耳聆聽更提升聽覺生活品質。喜歡豐富多采的生活安排，即使是小小的一場輕旅行，也有令人珍惜的美好聲音。

什麼是林氏六音？

林氏六音又名 Ling-Six Sound，由聽覺口語復健大師 Dr. Daniel Ling 所設計出國際認可的測試方式，涵蓋語言頻率範圍從低頻至高頻，音素為 (/m/、/u/、/i/、/a/、/sh/、/s/)，其對應注音符號依序發音為 (ㄇ (發 m)、ㄨ、ㄧ、ㄚ、ㄒㄩ、ㄙ)。透過林氏六音有助於測試孩童對於語言頻率範圍內不同頻率聲音的聽能狀況、不同距離的聽能表現、及對聲音察覺和辨識的能力，是家長、照顧者、老師、聽力師、語言治療師等，能快速、隨時留意，並簡易管理孩童日常聽力狀況的方式之一。

林氏六音於各頻率上對應位置

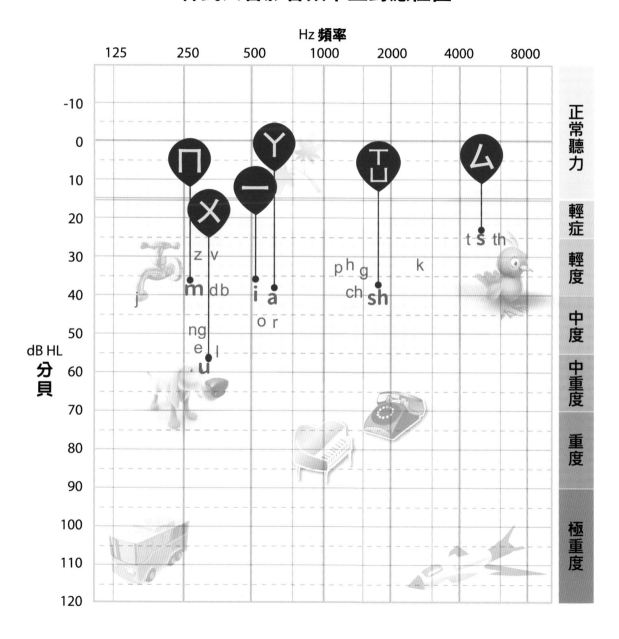

小朋友，
讓我們一起加入魔法探險隊，
一起尋寶吧！

貓咪喵喵跟狗狗旺來是小小魔法師。有一天，他們在玩耍時意外在樹叢下發現了一張藏寶圖，又驚又喜，兩人決定成立魔法探險隊，一起尋寶，踏上冒險之路。

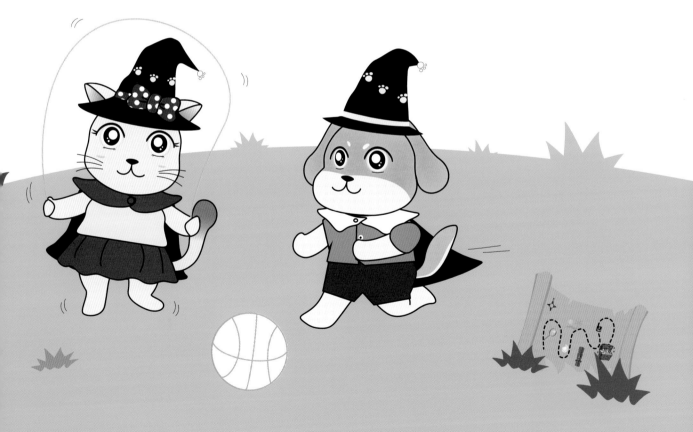

路上有許多挑戰等著他們，需要小朋友一起幫助貓咪喵喵與狗狗旺來，大聲說出魔法咒語來完成重重難關，獲得珍貴的寶藏。讓我們一起去探險吧！

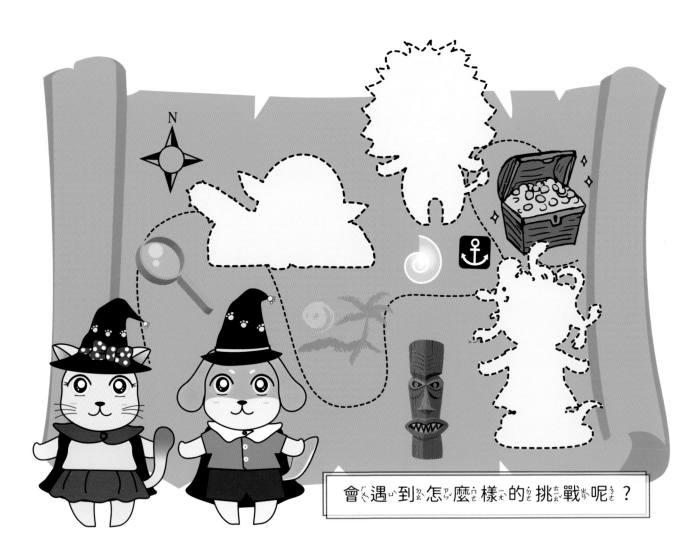

會遇到怎麼樣的挑戰呢？

第一站來到一個黑漆漆的洞穴，貓咪喵喵害怕不敢往前走，狗狗旺來勇敢地說：「我走前面吧。」狗狗旺來突然大叫一聲：「啊！好痛！」。

到底狗狗旺來發生什麼事呢？

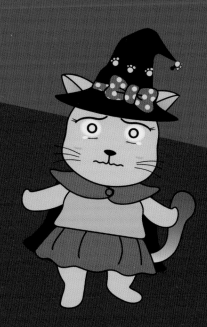
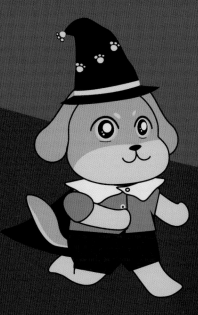

小朋友，一起說出魔法咒語「ㄨ——」，並把這些點點連起來，看看狗狗旺來到底踢到什麼呢？

原來是烏龜呀！

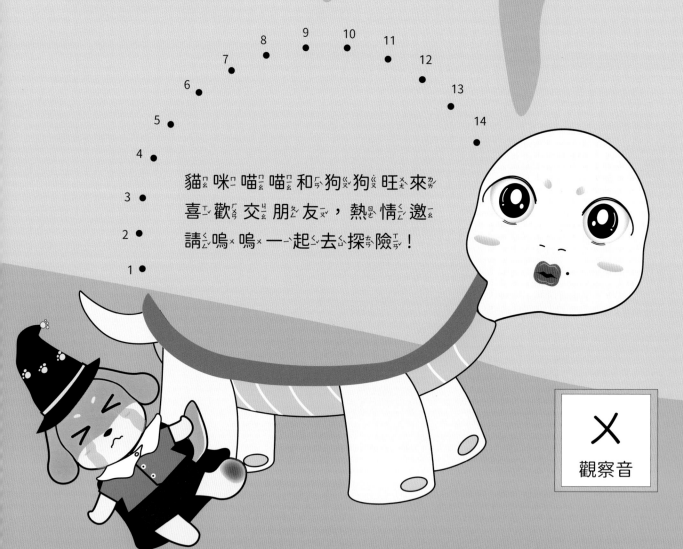

貓咪喵喵和狗狗旺來喜歡交朋友，熱情邀請嗚嗚一起去探險！

ㄨ
觀察音

喵喵、旺來和嗚嗚繼續往山洞裡走，走著走著看到山洞裡頭有一個巨人正在呼呼大睡，背後有著長長的一把鑰匙，看起來很像傳說中藏寶箱的鑰匙呢！

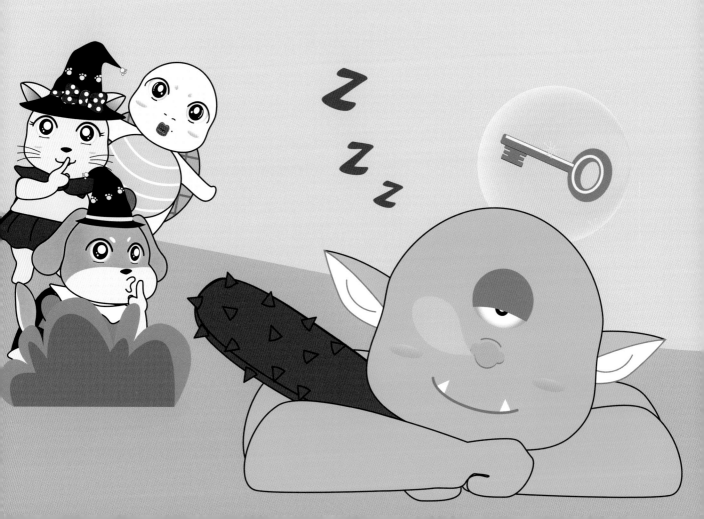

小朋友，一起說出魔法咒語「ＴＵ──」，幫助大家走出迷宮，拿到鑰匙，提醒魔法探險隊要安靜，千萬不可以吵醒睡覺的巨人唷！

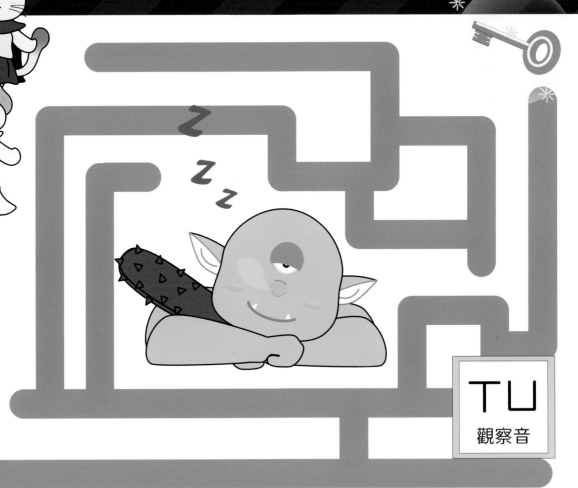

TU
觀察音

大家成功拿到了藏寶箱鑰匙，繼續踏上尋寶之路。
走出洞穴後是一大片草原，草原上坐著好幾天沒
東西吃的獅子阿奇。看到喵喵、旺來和嗚嗚走過來，
阿奇流著口水，張大了嘴巴「啊———」想吃掉大家。

大家非常害怕，一起想了辦法，
只要找食物餵飽獅子阿奇，
阿奇就不會吃掉大家了。

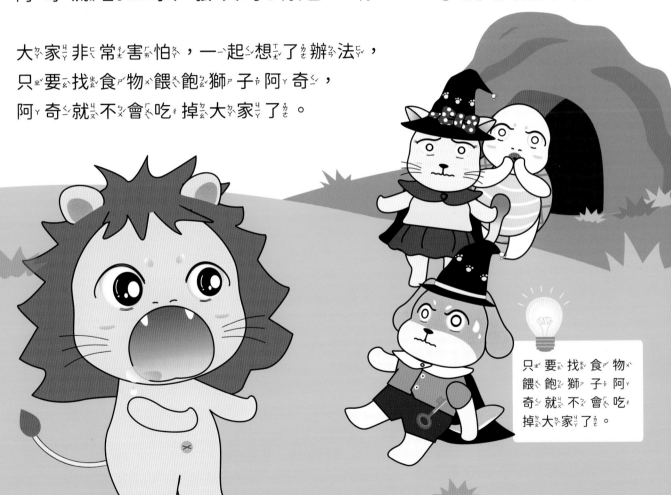

只要找食物
餵飽獅子阿
奇就不會吃
掉大家了。

小朋友，一起說出魔法咒語「ㄚ——m」餵獅子阿奇吃三樣可口的食物唷！
獅子阿奇吃著美味食物好開心呢。

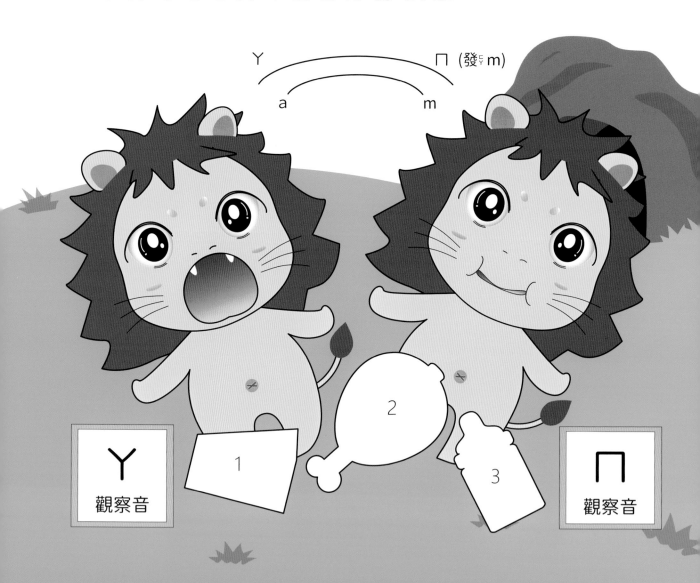

突ㄊㄨˊ然ㄖㄢˊ阿ㄚ奇ㄑㄧˊ「啊ㄚ———」的ㄉㄜ˙痛ㄊㄨㄥˋ苦ㄎㄨˇ大ㄉㄚˋ叫ㄐㄧㄠˋ，大ㄉㄚˋ家ㄐㄧㄚ不ㄅㄨˋ知ㄓ道ㄉㄠˋ該ㄍㄞ怎ㄗㄣˇ麼ㄇㄜ˙辦ㄅㄢˋ，決ㄐㄩㄝˊ定ㄉㄧㄥˋ帶ㄉㄞˋ著ㄓㄜ˙獅ㄕ子ㄗˇ阿ㄚ奇ㄑㄧˊ去ㄑㄩˋ找ㄓㄠˇ醫ㄧ生ㄕㄥ拉ㄌㄚ拉ㄌㄚˇ。

小ㄒㄧㄠˇ朋ㄆㄥˊ友ㄧㄡˇ，一ㄧˋ起ㄑㄧˇ說ㄕㄨㄛ出ㄔㄨ魔ㄇㄛˊ法ㄈㄚˇ咒ㄓㄡˋ語ㄩˇ「1」，找ㄓㄠˇ到ㄉㄠˋ1號ㄏㄠˋ門ㄇㄣˊ走ㄗㄡˇ進ㄐㄧㄣˋ去ㄑㄩˋ，就ㄐㄧㄡˋ能ㄋㄥˊ找ㄓㄠˇ到ㄉㄠˋ醫ㄧ生ㄕㄥ拉ㄌㄚ拉ㄌㄚ，幫ㄅㄤ獅ㄕ子ㄗˇ阿ㄚ奇ㄑㄧˊ治ㄓˋ療ㄌㄧㄠˊ，快ㄎㄨㄞˋ快ㄎㄨㄞˋ恢ㄏㄨㄟ復ㄈㄨˋ健ㄐㄧㄢˋ康ㄎㄤ唷ㄧㄛ˙！

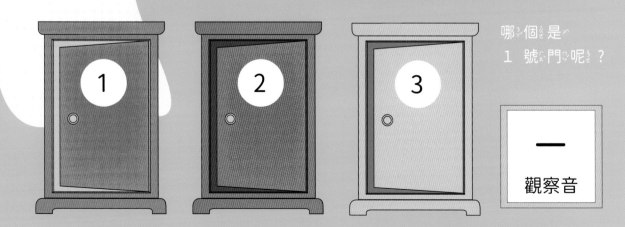

哪ㄋㄚˇ個ㄍㄜ˙是ㄕˋ
1 號ㄏㄠˋ門ㄇㄣˊ呢ㄋㄜ˙？

1

2

3

一

觀察音

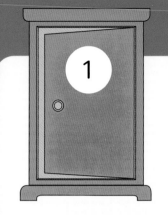

醫一生ㄕㄥ拉ㄌㄚ拉ㄌㄚ仔ㄗˇ細ㄒㄧˋ檢ㄐㄧㄢˇ查ㄔㄚˊ，原ㄩㄢˊ來ㄌㄞˊ獅ㄕ子ˇ阿ㄚ奇ㄑㄧˊ吃ㄔ太ㄊㄞˋ多ㄉㄨㄛ東ㄉㄨㄥ西ㄒㄧ，吃ㄔ壞ㄏㄨㄞˋ肚ㄉㄨˋ子ˇ了ㄌㄜ啦ㄌㄚ！

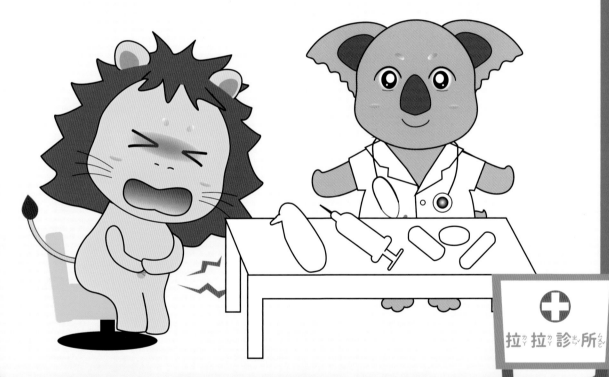

拉ㄌㄚ拉ㄌㄚ診ㄓㄣˇ所ㄙㄨㄛˇ

阿ㄚ奇ㄑㄧˊ很ㄏㄣˇ謝ㄒㄧㄝˋ謝ㄒㄧㄝ喵ㄇㄧㄠ喵ㄇㄧㄠ、旺ㄨㄤˋ來ㄌㄞˊ、嗚ㄨ嗚ㄨ和ㄏㄢˋ醫一生ㄕㄥ拉ㄌㄚ拉ㄌㄚ的ㄉㄜ幫ㄅㄤ助ㄓㄨˋ，
決ㄐㄩㄝˊ定ㄉㄧㄥˋ跟ㄍㄣ他ㄊㄚ們ㄇㄣ一一起ㄑㄧˇ去ㄑㄩˋ探ㄊㄢˋ險ㄒㄧㄢˇ！

大家努力爬過高高的山，終於看到奇幻城堡，裡面竟然住著超可怕的梅杜莎女王，身邊有許多變成石頭的動物們，一動也不動地圍著她。

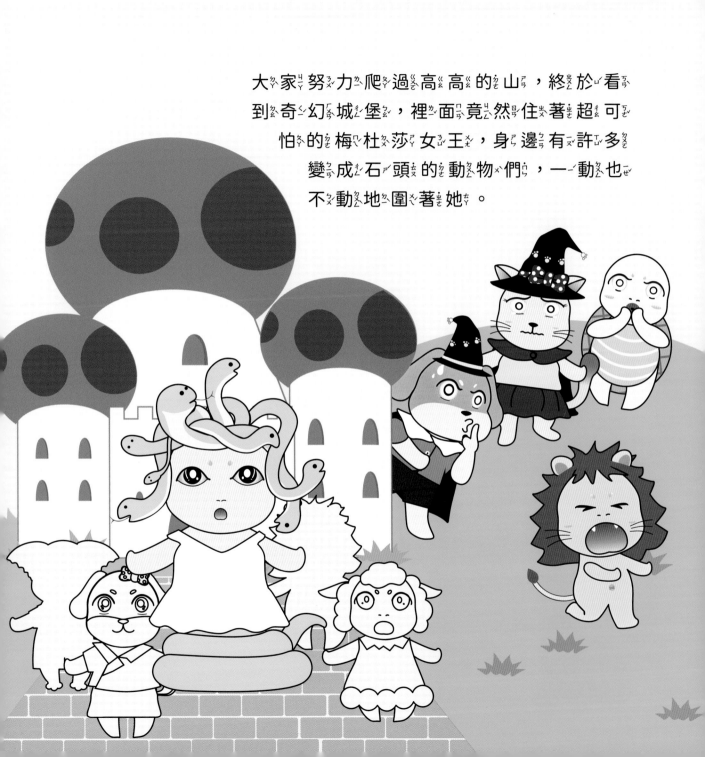

小烏龜嗚嗚動作很慢，成為梅杜莎女王的第一個目標，接著貓咪喵喵、狗狗旺來、獅子阿奇，還有醫生拉拉，大家都變成石頭了。

救命呀———該怎麼辦呢？

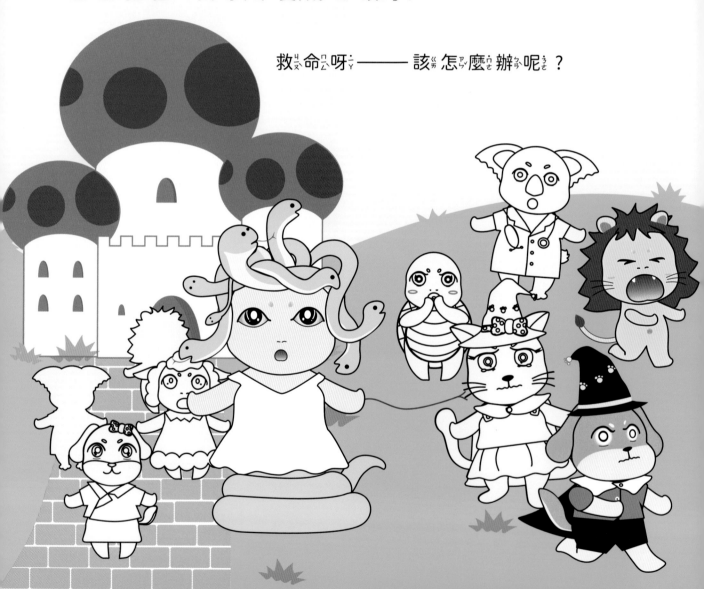

小朋友，一起說出魔法咒語「ㄙ ── 」，趕快拿起你的魔法色筆，幫變成石頭的魔法探險隊著色，彩色的動物們就會醒過來了，快快來幫助大家一起打敗梅杜莎吧！

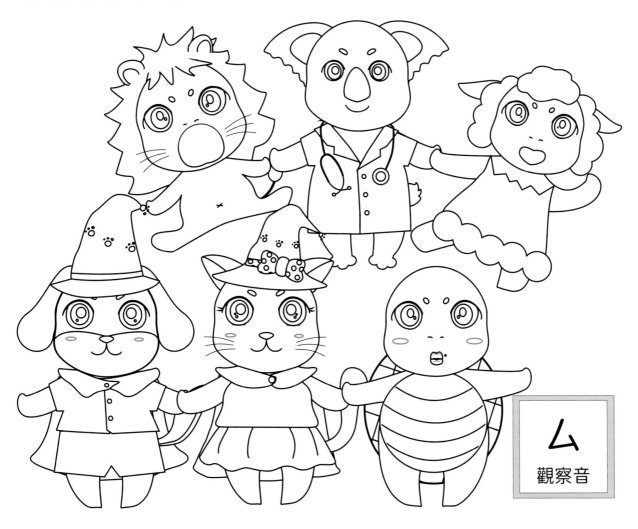

ㄙ

觀察音

經過神奇魔法色筆的著色，沉睡了好幾千年的動物們也都醒過來了。原本可怕的梅杜莎女王也露出滿滿的笑容，深深受到感動，送給大家一路上想找尋的藏寶箱。

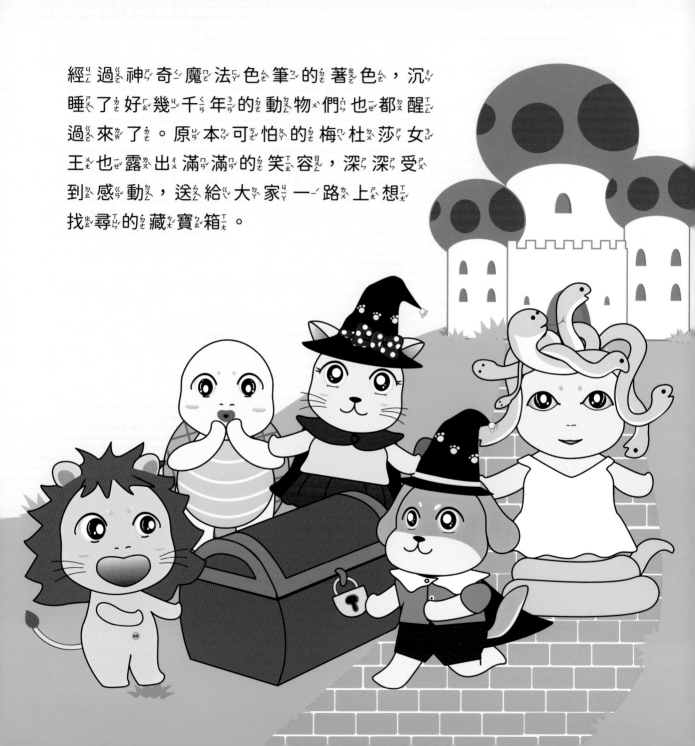

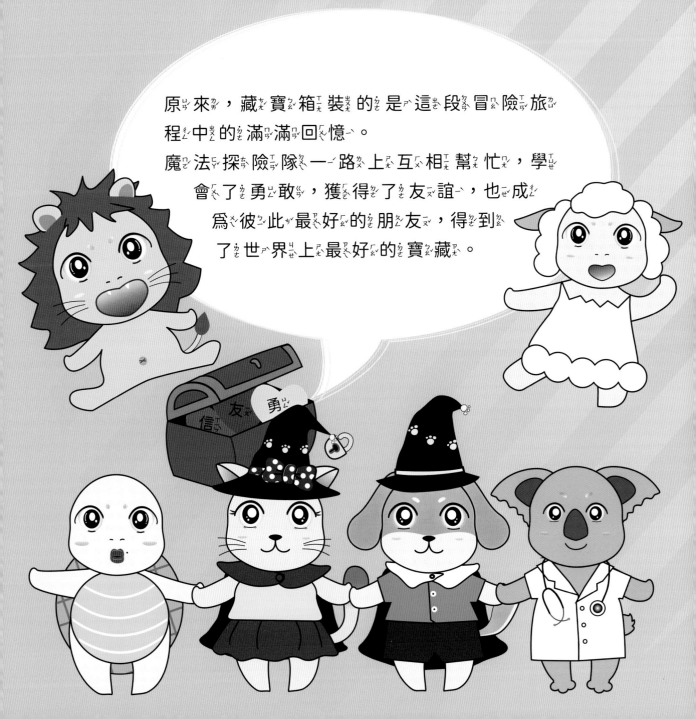

原來，藏寶箱裝的是這段冒險旅程中的滿滿回憶。

魔法探險隊一路上互相幫忙，學會了勇敢，獲得了友誼，也成為彼此最好的朋友，得到了世界上最好的寶藏。

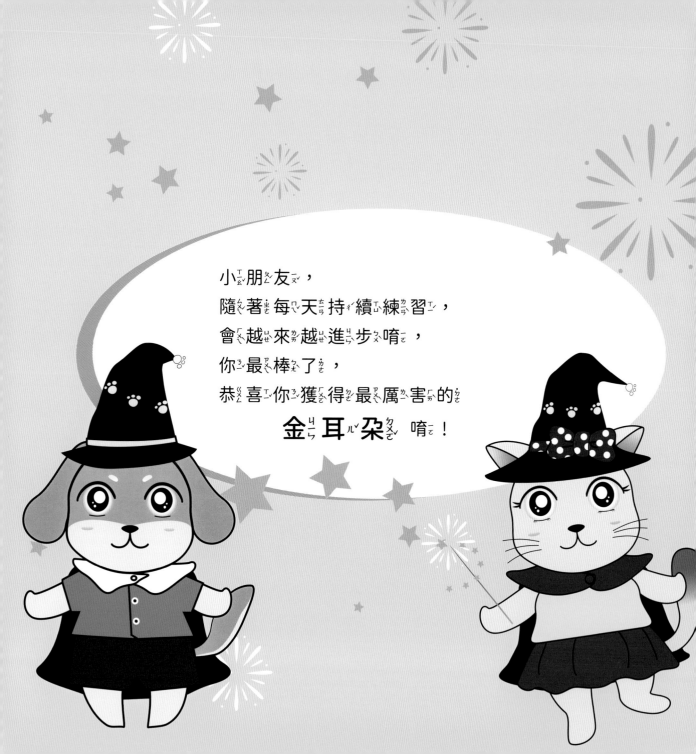

小朋友，
隨著每天持續練習，
會越來越進步唷，
你最棒了，
恭喜你獲得最厲害的
金耳朵 唷！

每日聽能狀況觀察表

觀察日期 (年 / 月 / 日):

紀錄者 :

目標音	u ㄨ	sh ㄒㄩ	a ㄚ	m ㄇ (發 m)	i 一	s ㄙ
單雙耳	☐ 單耳 ☐ 雙耳	☐ 單耳 ☐ 雙耳	☐ 單耳 ☐ 雙耳	☐ 單耳 ☐ 雙耳	☐ 單耳 ☐ 雙耳	☐ 單耳 ☐ 雙耳
環境	☐ 安靜 ☐ 噪音	☐ 安靜 ☐ 噪音	☐ 安靜 ☐ 噪音	☐ 安靜 ☐ 噪音	☐ 安靜 ☐ 噪音	☐ 安靜 ☐ 噪音
聲音熟悉度	☐ 熟悉 ☐ 陌生	☐ 熟悉 ☐ 陌生	☐ 熟悉 ☐ 陌生	☐ 熟悉 ☐ 陌生	☐ 熟悉 ☐ 陌生	☐ 熟悉 ☐ 陌生
距離	☐ 12 公分 ☐ 50 公分 ☐ 1 公尺 ☐ 2 公尺	☐ 12 公分 ☐ 50 公分 ☐ 1 公尺 ☐ 2 公尺	☐ 12 公分 ☐ 50 公分 ☐ 1 公尺 ☐ 2 公尺	☐ 12 公分 ☐ 50 公分 ☐ 1 公尺 ☐ 2 公尺	☐ 12 公分 ☐ 50 公分 ☐ 1 公尺 ☐ 2 公尺	☐ 12 公分 ☐ 50 公分 ☐ 1 公尺 ☐ 2 公尺
目前 聽的能力	☐ 有聽到 ☐ 發出正 確聲音	☐ 有聽到 ☐ 發出正 確聲音	☐ 有聽到 ☐ 發出正 確聲音	☐ 有聽到 ☐ 發出正 確聲音	☐ 有聽到 ☐ 發出正 確聲音	☐ 有聽到 ☐ 發出正 確聲音
觀察記錄 備註						

每日聽能狀況觀察表

觀察日期 (年 / 月 / 日):

紀錄者 :

目標音	u	sh	a	m	i	s
	ㄨ	ㄒㄩ	ㄚ	ㄇ (發 m)	一	ㄙ
單雙耳	☐ 單耳 ☐ 雙耳	☐ 單耳 ☐ 雙耳	☐ 單耳 ☐ 雙耳	☐ 單耳 ☐ 雙耳	☐ 單耳 ☐ 雙耳	☐ 單耳 ☐ 雙耳
環境	☐ 安靜 ☐ 噪音	☐ 安靜 ☐ 噪音	☐ 安靜 ☐ 噪音	☐ 安靜 ☐ 噪音	☐ 安靜 ☐ 噪音	☐ 安靜 ☐ 噪音
聲音熟悉度	☐ 熟悉 ☐ 陌生	☐ 熟悉 ☐ 陌生	☐ 熟悉 ☐ 陌生	☐ 熟悉 ☐ 陌生	☐ 熟悉 ☐ 陌生	☐ 熟悉 ☐ 陌生
距離	☐ 12 公分 ☐ 50 公分 ☐ 1 公尺 ☐ 2 公尺	☐ 12 公分 ☐ 50 公分 ☐ 1 公尺 ☐ 2 公尺	☐ 12 公分 ☐ 50 公分 ☐ 1 公尺 ☐ 2 公尺	☐ 12 公分 ☐ 50 公分 ☐ 1 公尺 ☐ 2 公尺	☐ 12 公分 ☐ 50 公分 ☐ 1 公尺 ☐ 2 公尺	☐ 12 公分 ☐ 50 公分 ☐ 1 公尺 ☐ 2 公尺
目前 聽的能力	☐ 有聽到 ☐ 發出正 確聲音	☐ 有聽到 ☐ 發出正 確聲音	☐ 有聽到 ☐ 發出正 確聲音	☐ 有聽到 ☐ 發出正 確聲音	☐ 有聽到 ☐ 發出正 確聲音	☐ 有聽到 ☐ 發出正 確聲音
觀察記錄 備註						

每日聽能狀況觀察表

觀察日期 (年 / 月 / 日):

紀錄者 :

若有本表需求，可掃 QR code 下載列印使用

目標音	u ㄨ	sh ㄒㄩ	a ㄚ	m ㄇ (發 m)	i ㄧ	s ㄙ
單雙耳	☐ 單耳 ☐ 雙耳	☐ 單耳 ☐ 雙耳	☐ 單耳 ☐ 雙耳	☐ 單耳 ☐ 雙耳	☐ 單耳 ☐ 雙耳	☐ 單耳 ☐ 雙耳
環境	☐ 安靜 ☐ 噪音	☐ 安靜 ☐ 噪音	☐ 安靜 ☐ 噪音	☐ 安靜 ☐ 噪音	☐ 安靜 ☐ 噪音	☐ 安靜 ☐ 噪音
聲音熟悉度	☐ 熟悉 ☐ 陌生	☐ 熟悉 ☐ 陌生	☐ 熟悉 ☐ 陌生	☐ 熟悉 ☐ 陌生	☐ 熟悉 ☐ 陌生	☐ 熟悉 ☐ 陌生
距離	☐ 12 公分 ☐ 50 公分 ☐ 1 公尺 ☐ 2 公尺	☐ 12 公分 ☐ 50 公分 ☐ 1 公尺 ☐ 2 公尺	☐ 12 公分 ☐ 50 公分 ☐ 1 公尺 ☐ 2 公尺	☐ 12 公分 ☐ 50 公分 ☐ 1 公尺 ☐ 2 公尺	☐ 12 公分 ☐ 50 公分 ☐ 1 公尺 ☐ 2 公尺	☐ 12 公分 ☐ 50 公分 ☐ 1 公尺 ☐ 2 公尺
目前聽的能力	☐ 有聽到 ☐ 發出正確聲音	☐ 有聽到 ☐ 發出正確聲音	☐ 有聽到 ☐ 發出正確聲音	☐ 有聽到 ☐ 發出正確聲音	☐ 有聽到 ☐ 發出正確聲音	☐ 有聽到 ☐ 發出正確聲音
觀察記錄備註						

魔法探險隊：聽能管理繪本

總 策 劃 ／ 陳佳岑
文　　 字 ／ 陳佳岑、郭孟鑫
繪　　 製 ／ 小草
編務協助 ／ 若芽文創有限公司

發行出版 ／ 科林國際助聽器股份有限公司
地　　 址 ／ 臺北市中正區忠孝西路 1 段 50 號 17 樓之 4
電　　 話 ／ (02)23752882
網　　 址 ／ www.ear.com.tw
初　　 版 ／ 2024 年（民 113）2 月
售　　 價 ／ 480 元
I S B N ／ 978-626-98130-0-1